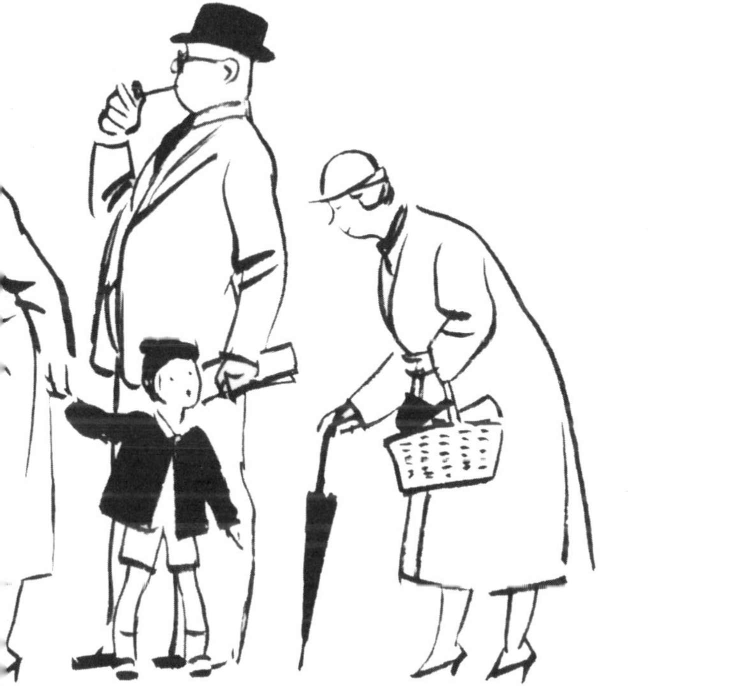

Dieses bezaubernde Buch ist Teil einer mehrbändigen Reihe, die Erwachsenen helfen soll, die Welt zu verstehen.

Die große, gut lesbare Schrift, sorgfältige Wortwahl, häufige Wiederholungen und die durchdachte Kombination von Text und Bild sollen Lesern den Eindruck vermitteln, sie hätten schon viel gelernt. Auch das ausgewählte Thema ist altersgerecht.

J.A. Hazeley
J.P. Morris

DATING

Ein Handbuch

Aus dem Englischen
von Edith Beleites

Bei einem Date lernt man jemanden kennen, der nicht allein sterben will – genau wie man selbst.

Diesen Jemand zu finden, braucht Zeit. Aber Amors Pfeil kann treffen, wenn man es am wenigsten erwartet.

Angela wurde tatsächlich getroffen, und wenn sie nicht gestorben ist …

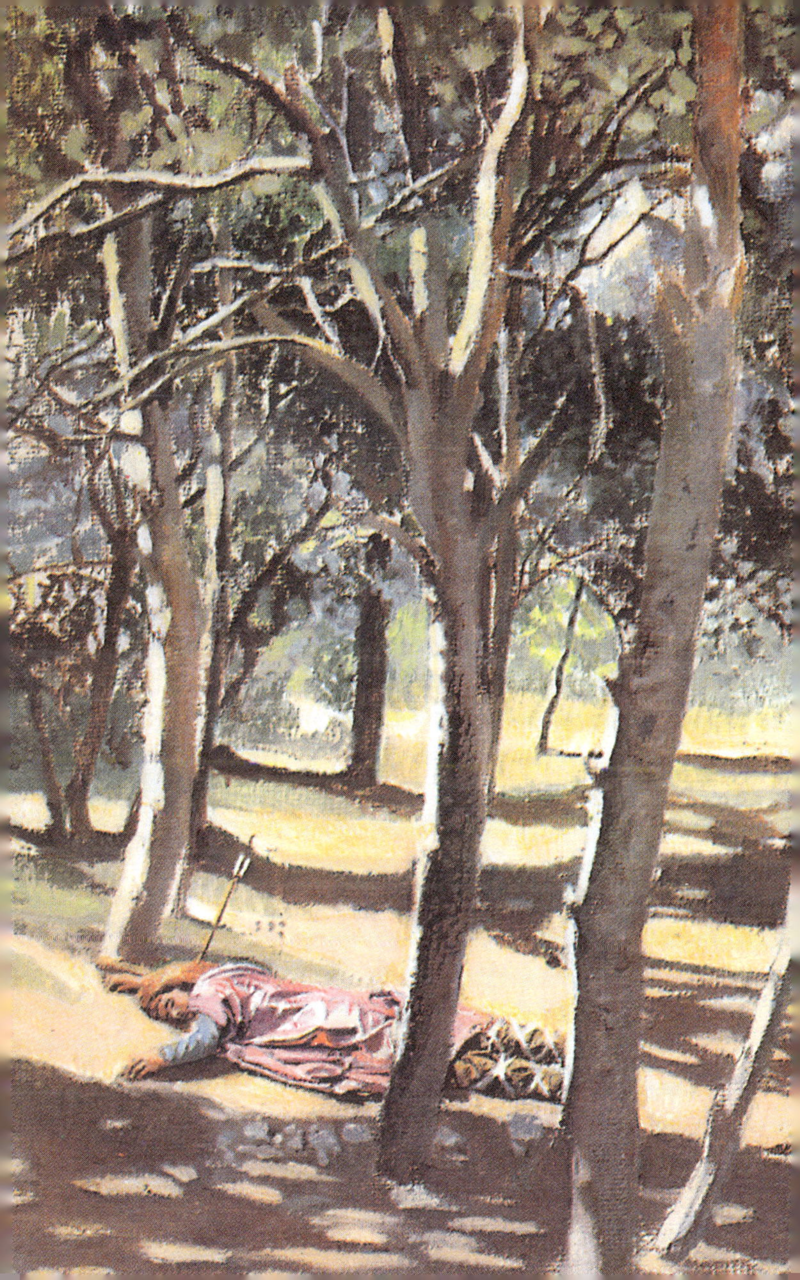

Auch wer einsam ist, weiß, dass »der Eine« irgendwo da draußen ist, und sucht die ganze Welt nach ihm ab.

Überraschend oft findet sich dieser Eine nicht am anderen Ende der Welt, sondern ganz in der Nähe, und ist nicht mehr ganz nüchtern.

Man kann es nicht besser treffen, oder?!

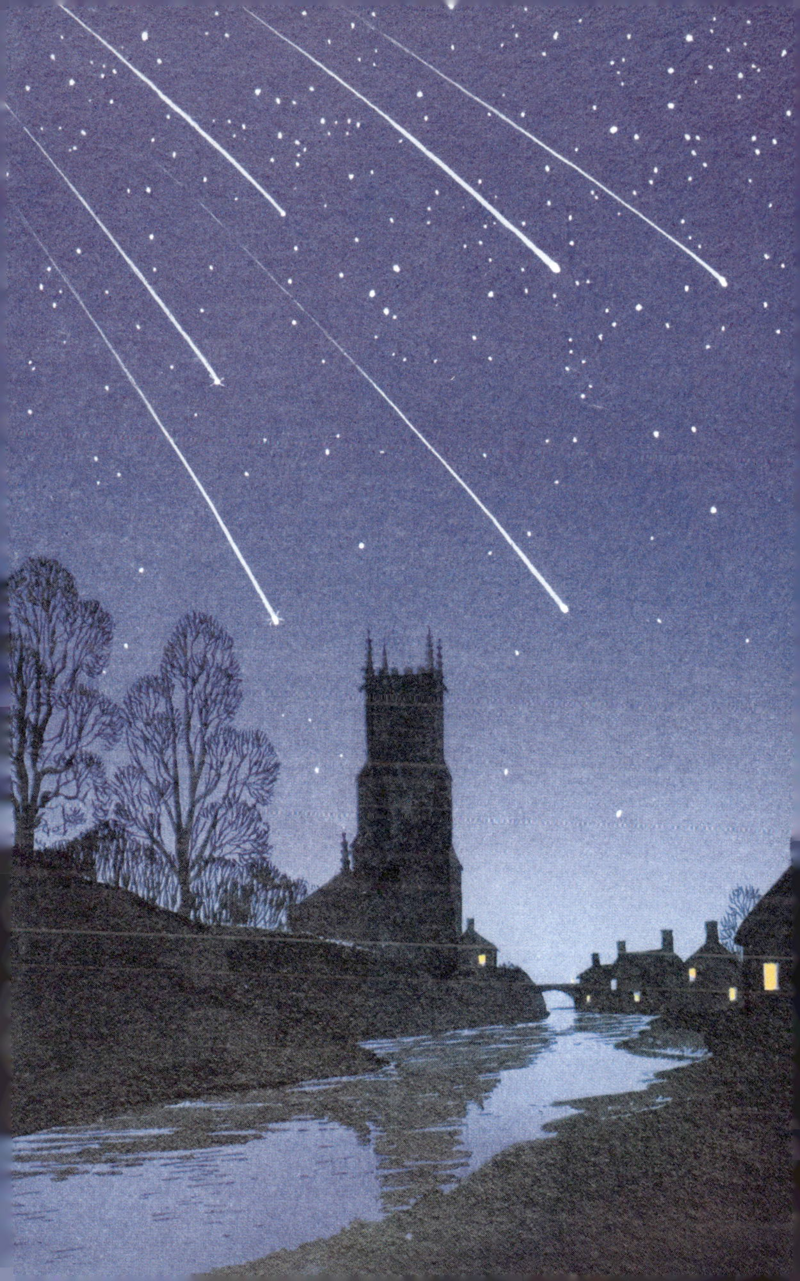

Männer denken anders als Frauen, schon als Kinder.

Jungen stoßen gern einen Ball mit einem Zahnstocher von einer Kiste mit schmutziger Wäsche. Mädchen balancieren lieber eine Briefmarke auf der Melone eines Playmobil-Männchens.

Um miteinander auszukommen, ignorieren sie diese kleinen Unterschiede.

Oder sie werden lesbisch oder schwul.

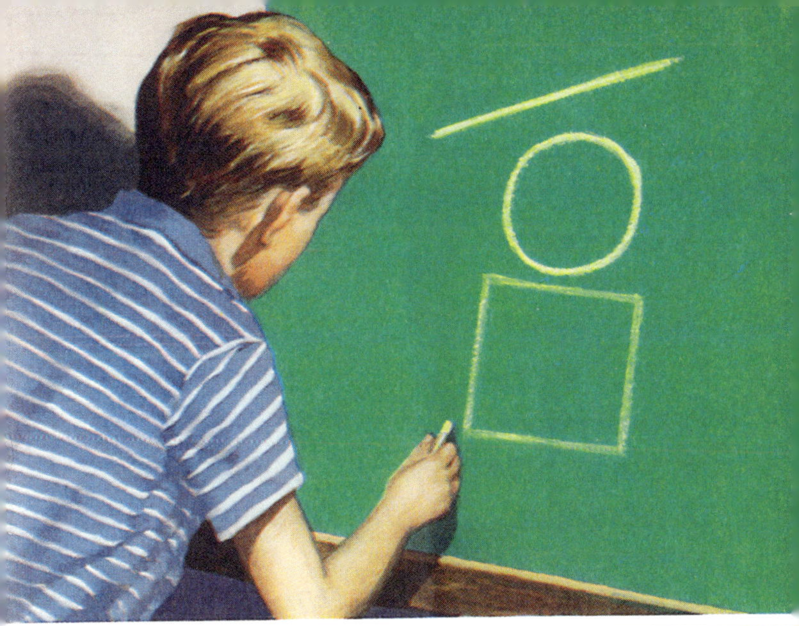

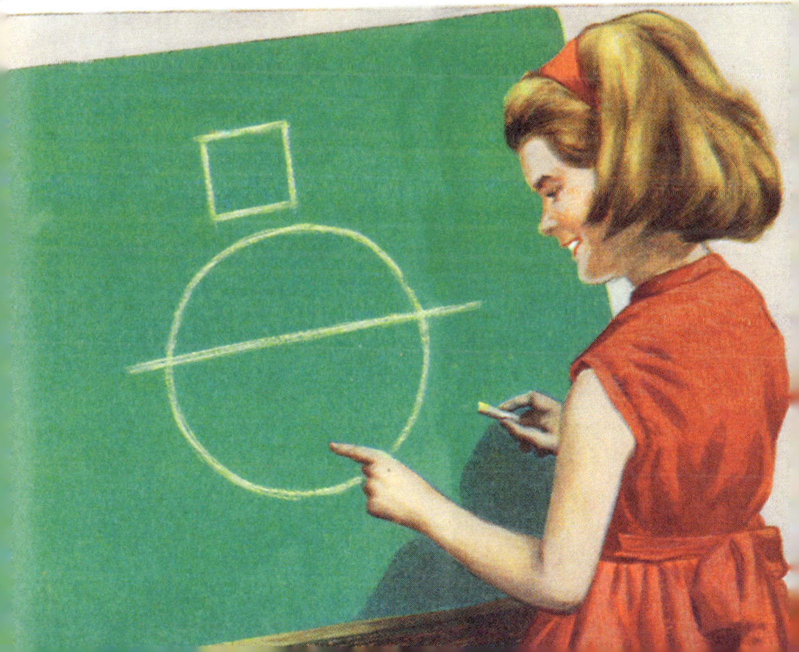

Das moderne Leben ist so hektisch, dass kaum Zeit für die Liebe bleibt.

Pia führt eine kleine Konditorei, die sie stark in Anspruch nimmt.

Eines Tages stellt sie überrascht fest, dass sie immer noch unverheiratet ist und kein richtiges Bett hat.

Pia bleibt nicht mehr viel Zeit.

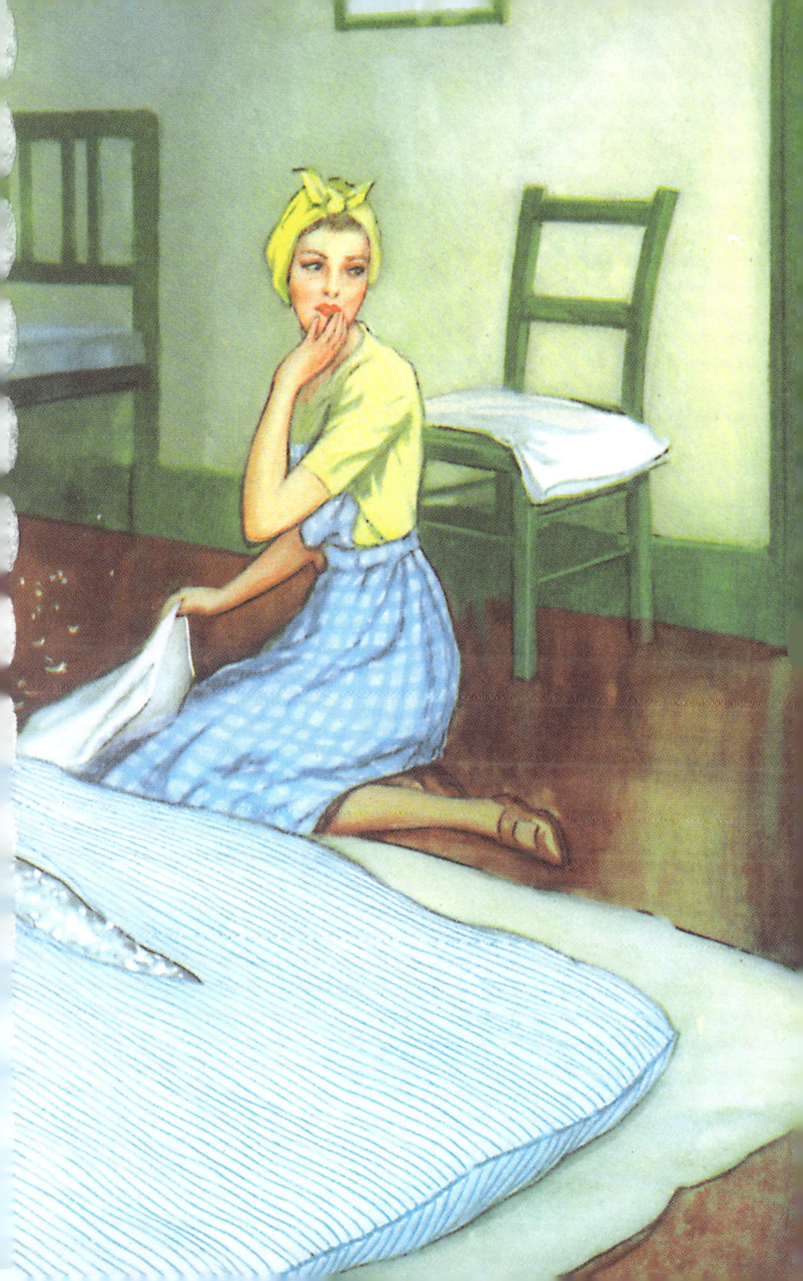

Beim Dating geht es darum, Menschen kennenzulernen.

Alex arbeitet den ganzen Tag. Jede volle Stunde kommt sein Vorgesetzter, Timo, vorbei.

Timo fragt, wie viele Röhren er geschafft hat. Alex sagt es ihm. Spätabends geht Alex nach Hause und schläft vor dem Fernseher ein.

Sonst lernt Alex keinen kennen.

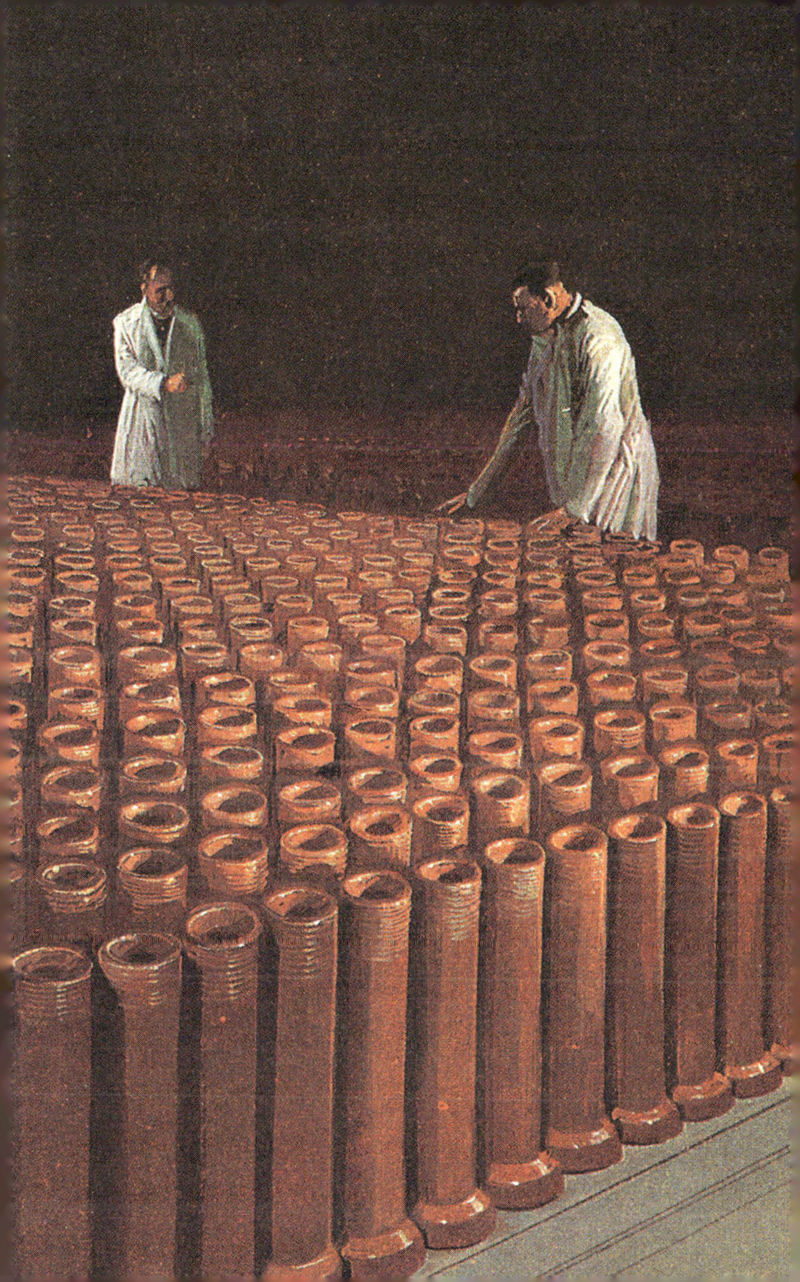

In den letzten acht Jahren hatte Ines viele Dates – eines enttäuschender als das andere. Immer noch ist sie auf der Suche nach Mr. Right.

Ihre Freundinnen empfehlen ihr, weniger anspruchsvoll zu sein. Ines versucht es.

Auf Gold kann sie verzichten. Aber Flügel oder eine Krone sollte ihr Traummann schon haben.

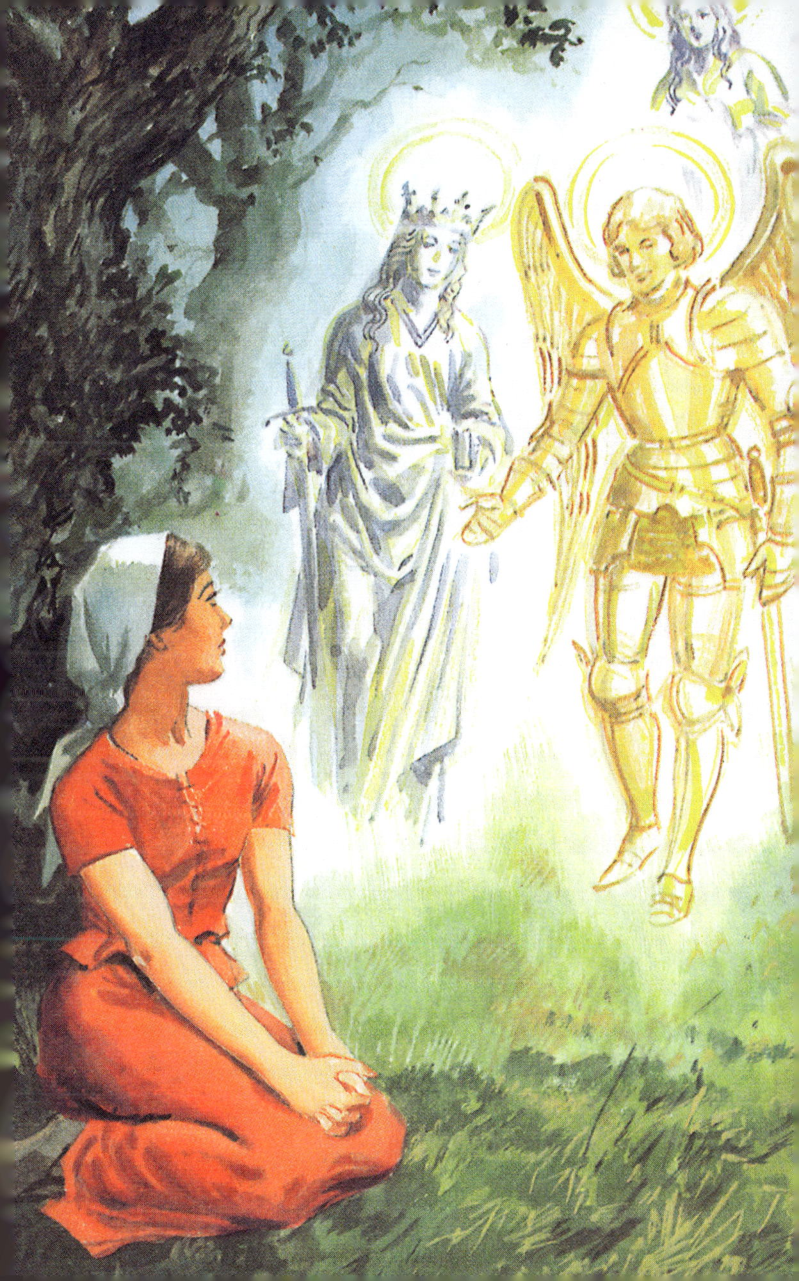

Sich aufzuhübschen, gehört zum Dating. Seit Mittwoch macht Annika ihrer Freundin Michelle die Haare.

Christian, Michelles Date, ist noch zu Hause. Auch er bereitet sich vor, indem er einige Knöpfe an seinem Hemd schließt und die Haare mit Spucke glattstreicht.

Dann spielt Christian seine aktuelle Mission bei *Call of Duty* zu Ende und kommt mehr als zwanzig Minuten zu spät.

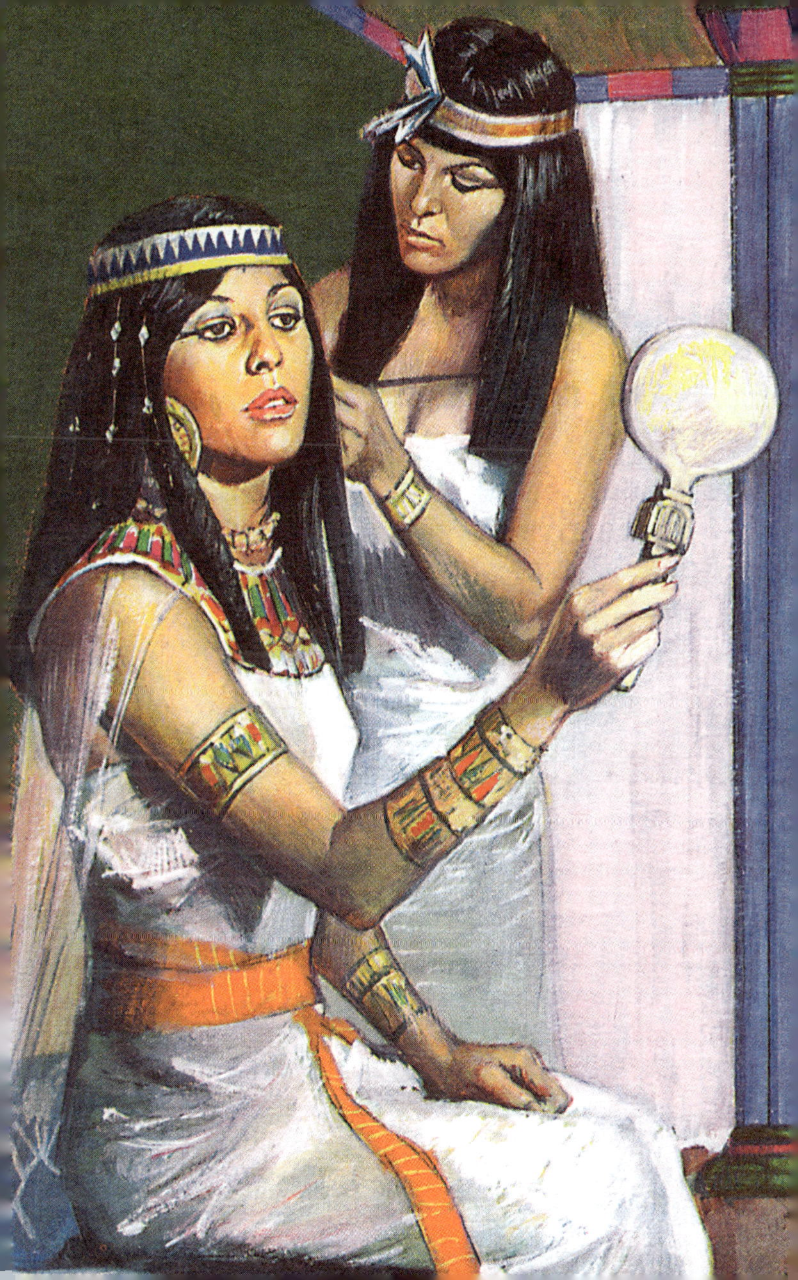

Vanessa hat ihr erstes Date mit Kevin.

Beide wollen etwas Rotes tragen, damit sie sich erkennen. Kevin hat gesagt, er behält einfach seine Uniform an.

Wie aufregend, denkt Vanessa. *Wahrscheinlich ist er Feuerwehrmann.*

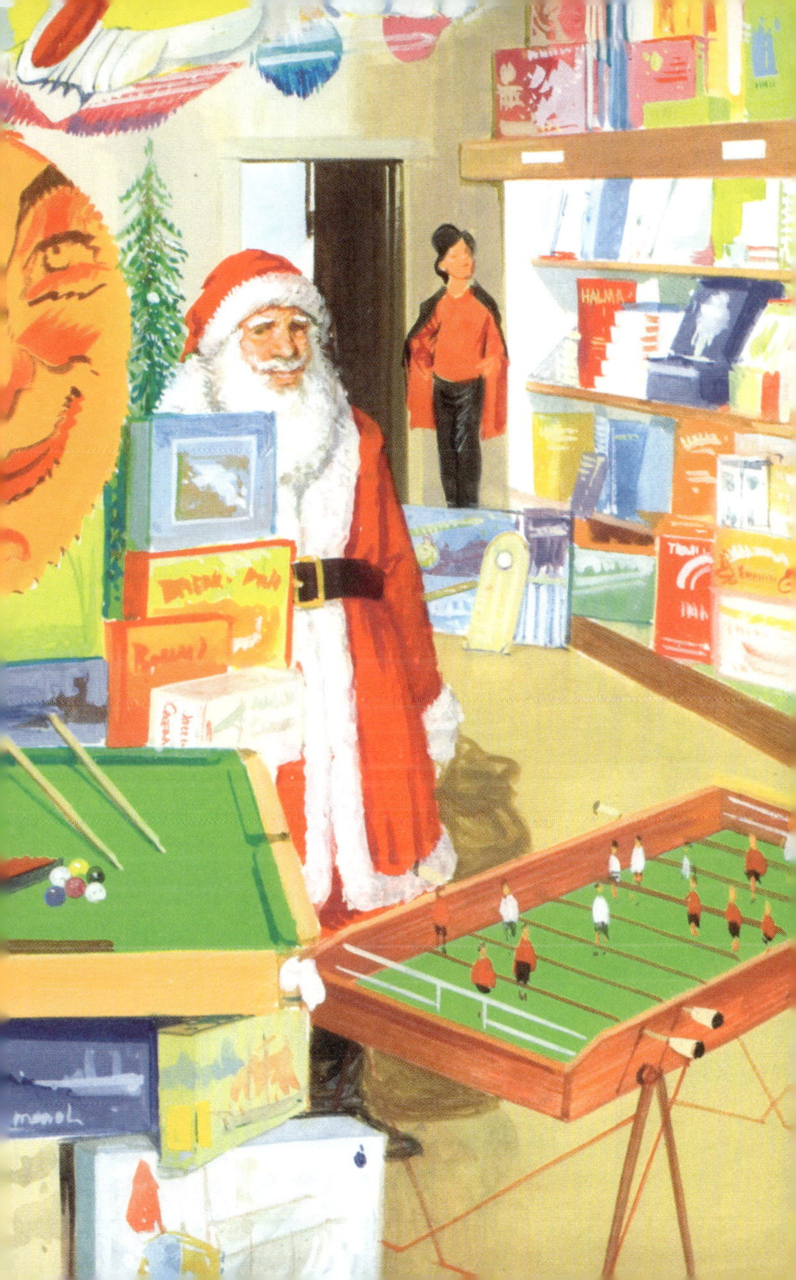
HALMA

Am Freitagabend geht Lisa gern in die Diskothek. Sie hofft, dort den Mann ihres Lebens zu finden.

Laute Musik macht es allerdings schwer, sich zu unterhalten. *Nur gut, dass alle zu alkoholisiert sind, um etwas Vernünftiges zu sagen*, denkt Lisa.

Sie freut sich, dass sie wieder nichts verpasst hat.

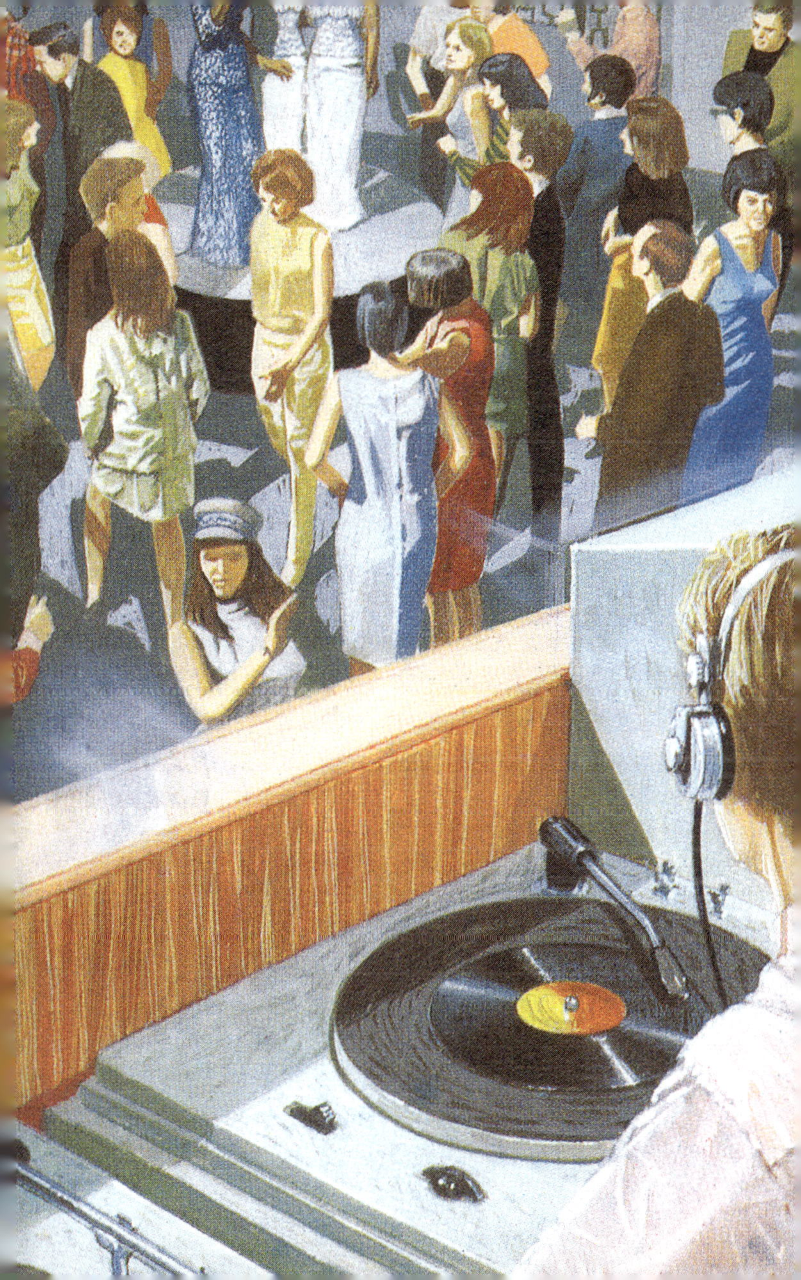

Igor und Lotte haben sich online kennengelernt. Sie wissen, dass sie viel gemeinsam haben, und treffen sich zu einem Spaziergang.

Igor würde gern das Handy herausholen, um seinen Status zu checken. Lotte überlegt schon mal, wie sie das Date nachher auf der Toilette in 140 Zeichen schildern kann.

Aufs wirkliche Leben haben beide keinen besonderen Bock.

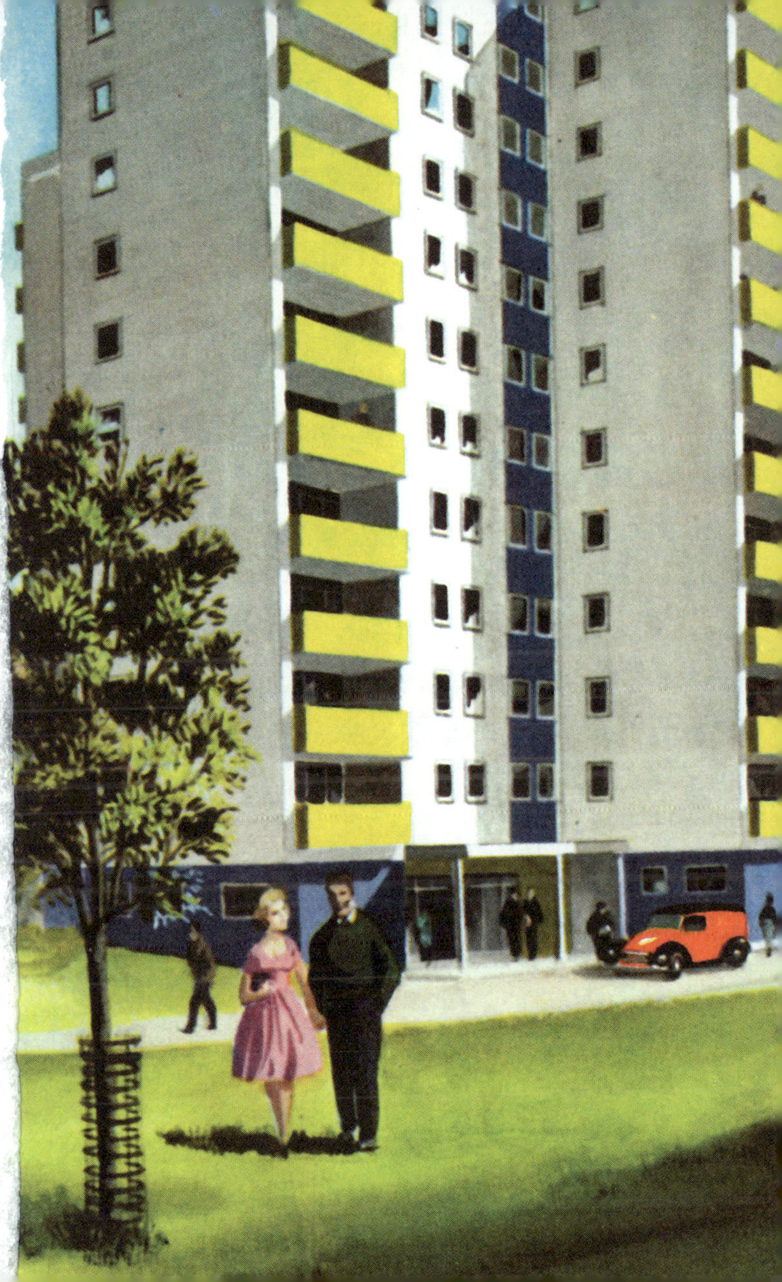

Bei seinem Date mit Lukas kann Andi keine elf Wörter sagen. Lukas ist ein Schnellesser.

»Ich muss wieder los«, sagt Lukas.

»Bitte geh nicht«, sagt Andi. »So ein tolles Date hatte ich seit Jahren nicht mehr.«

»Aber ich habe nichts mehr zu essen«, sagt Lukas.

»Dann nimm noch etwas Salz«, sagt Andi.

Als das Salz leer ist, gehen sie.

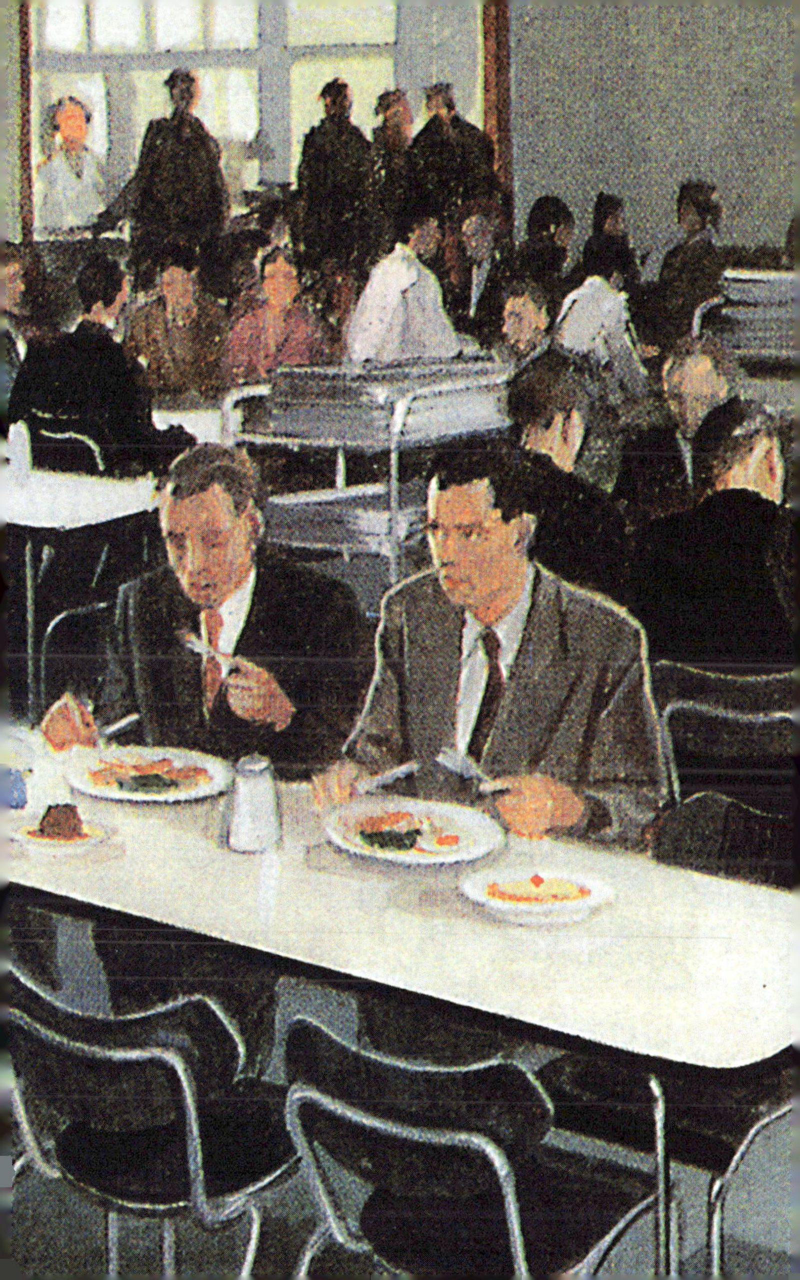

Für sein erstes Date mit Ellen hat Viktor einen Ort gewählt, wo er oft hingeht und an dem er ganz er selbst sein kann.

Weil Viktor so entspannt ist, ist Ellen es auch. Es läuft also gut.

Mal was anderes als Burger King, denkt Ellen.

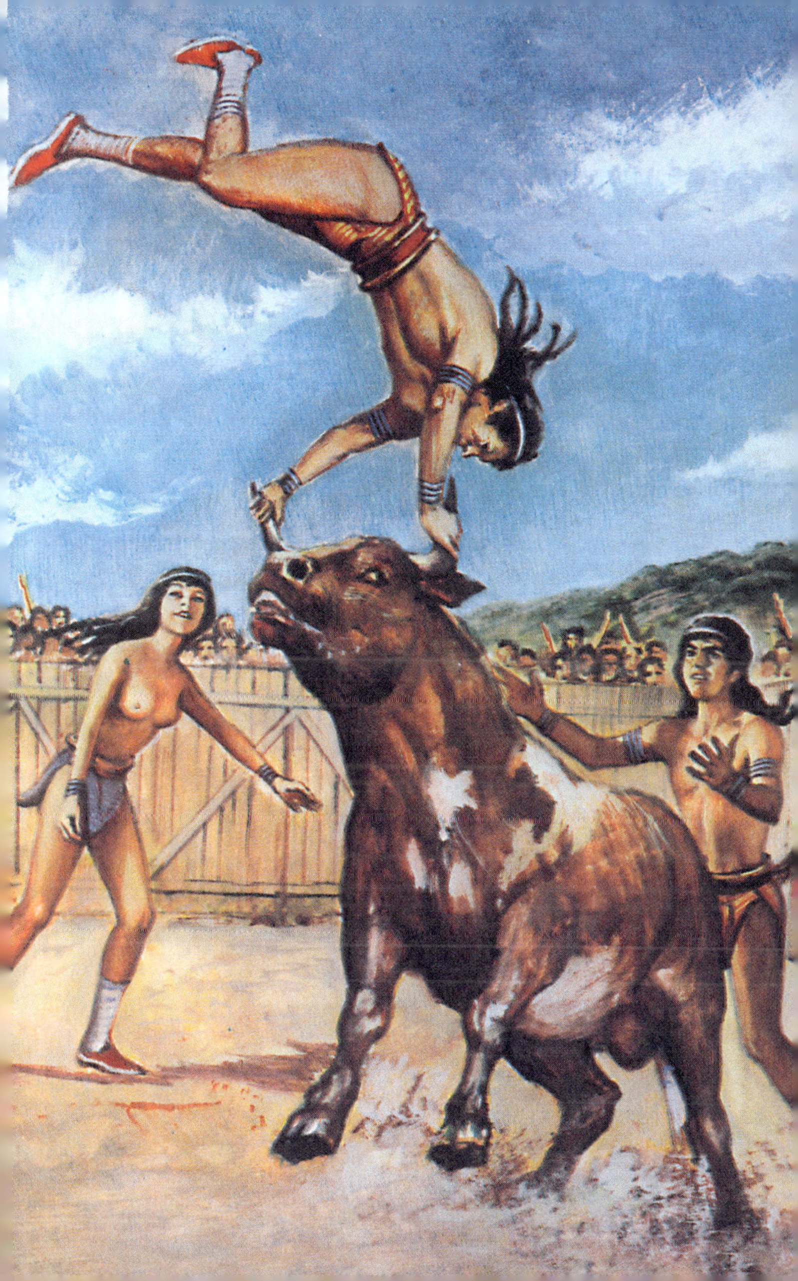

Oliver hat Biggi in einen Weinkeller eingeladen.

Es ist warm und Oliver keinen Rotwein gewohnt. Schon vor den Antipasti zieht er das Hemd aus und fordert den Kellner zum Schwertkampf heraus.

Biggi gibt ihm eine halbe Stunde, dann bestellt sie sich ein Taxi.

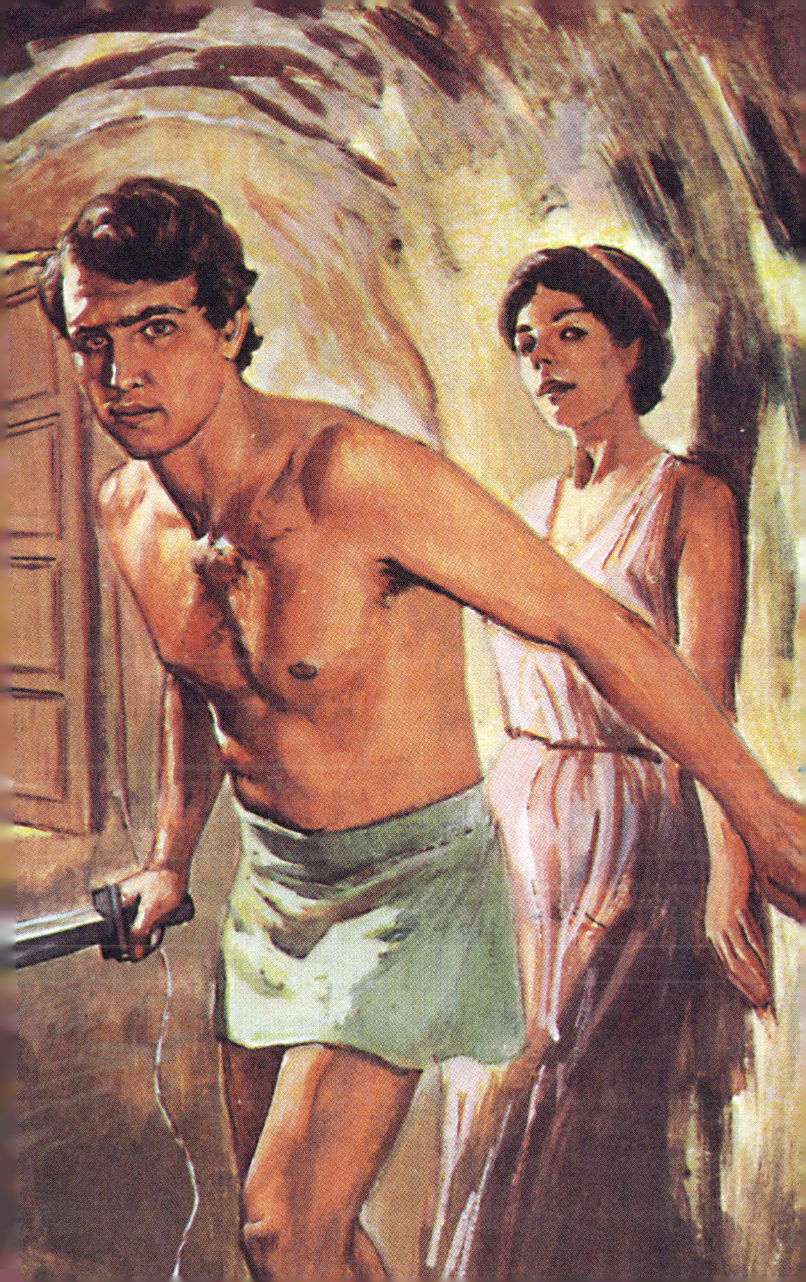

Auch ein One-Night-Stand kann sehr romantisch sein.

Gregor hat die Nacht mit Petra in einem Luftschutzbunker verbracht.

Am Morgen überrascht er sie mit einer Tasse Tee und einem Dieter-Bohlen-Imitator.

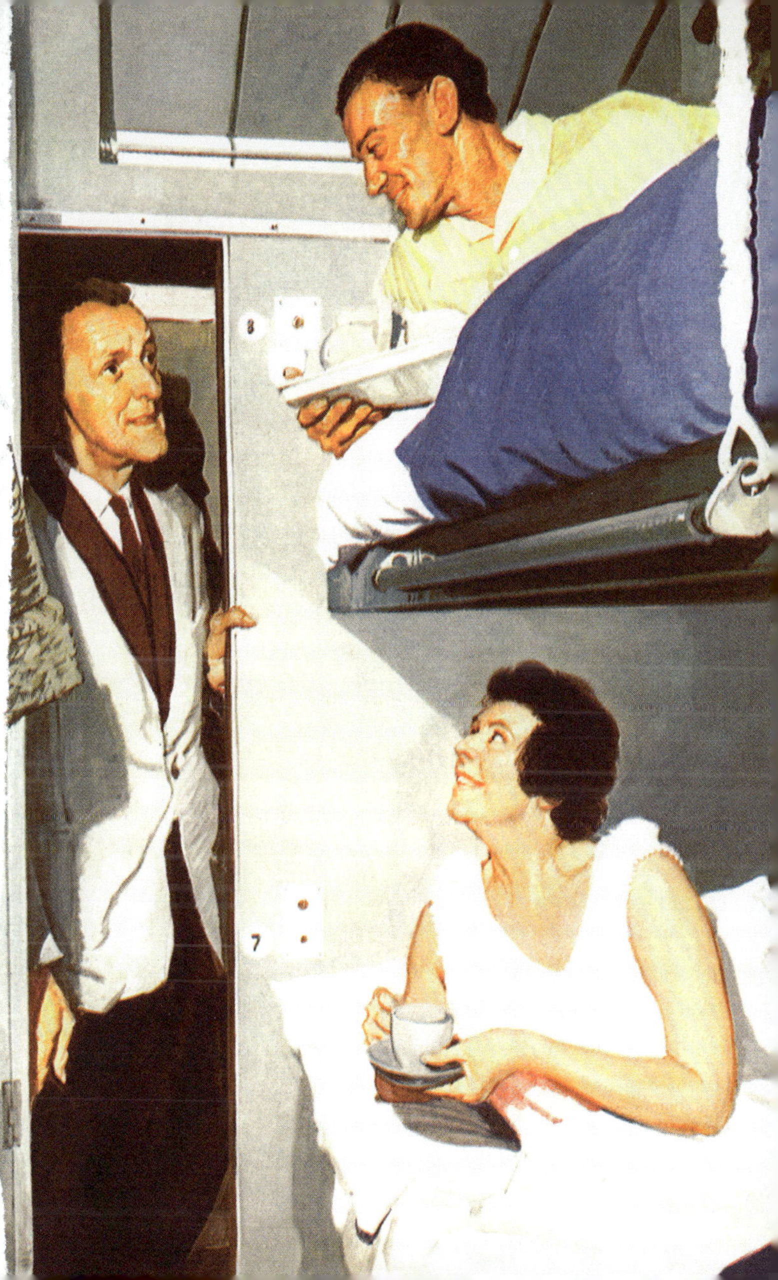
8
7

Manfred und Nikola haben das ideale Date: Sie kaufen einen neuen Kalender. Beide lieben Dating. Und Termine.

Sie sind Kalenderfreaks und haben sich in einem örtlichen Kalenderclub kennengelernt. Das verbindet.

Lauter wird es nur, wenn sie einen Termin für ein neues Date suchen. Sie möchten keinen bevorzugen, weil sie alle lieben!

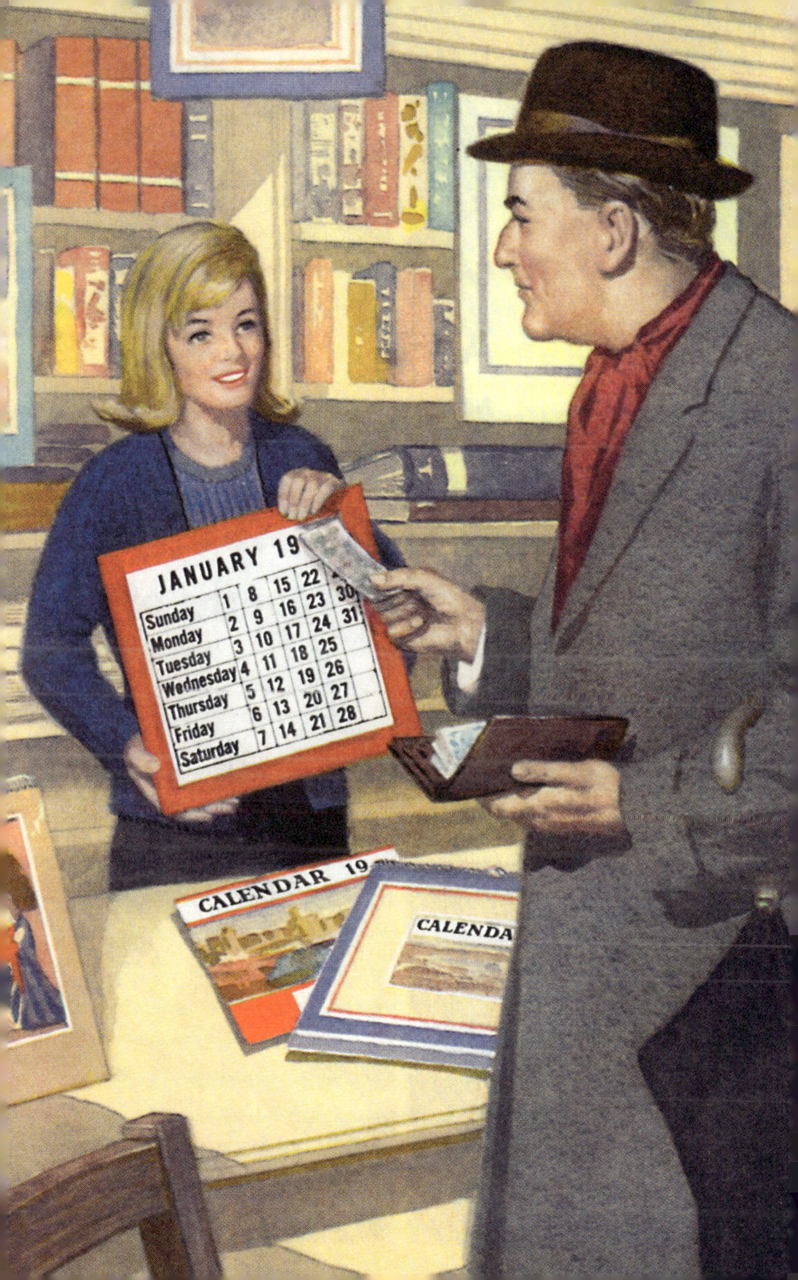
JANUARY 19
Sunday 1 8 15 22
Monday 2 9 16 23 30
Tuesday 3 10 17 24 31
Wednesday 4 11 18 25
Thursday 5 12 19 26
Friday 6 13 20 27
Saturday 7 14 21 28
CALENDAR 19
CALENDA

Nele zieht bei Uwe ein. Das macht ihn ganz nervös.

»Ein Schritt nach dem anderen«, sagt Nele.

Im Gartencenter sieht sie eine Brunnenanlage, auf der etwas von »Treue bis in den Tod« steht.

»Lass uns das kaufen«, sagt sie. »Das sieht nett aus.«

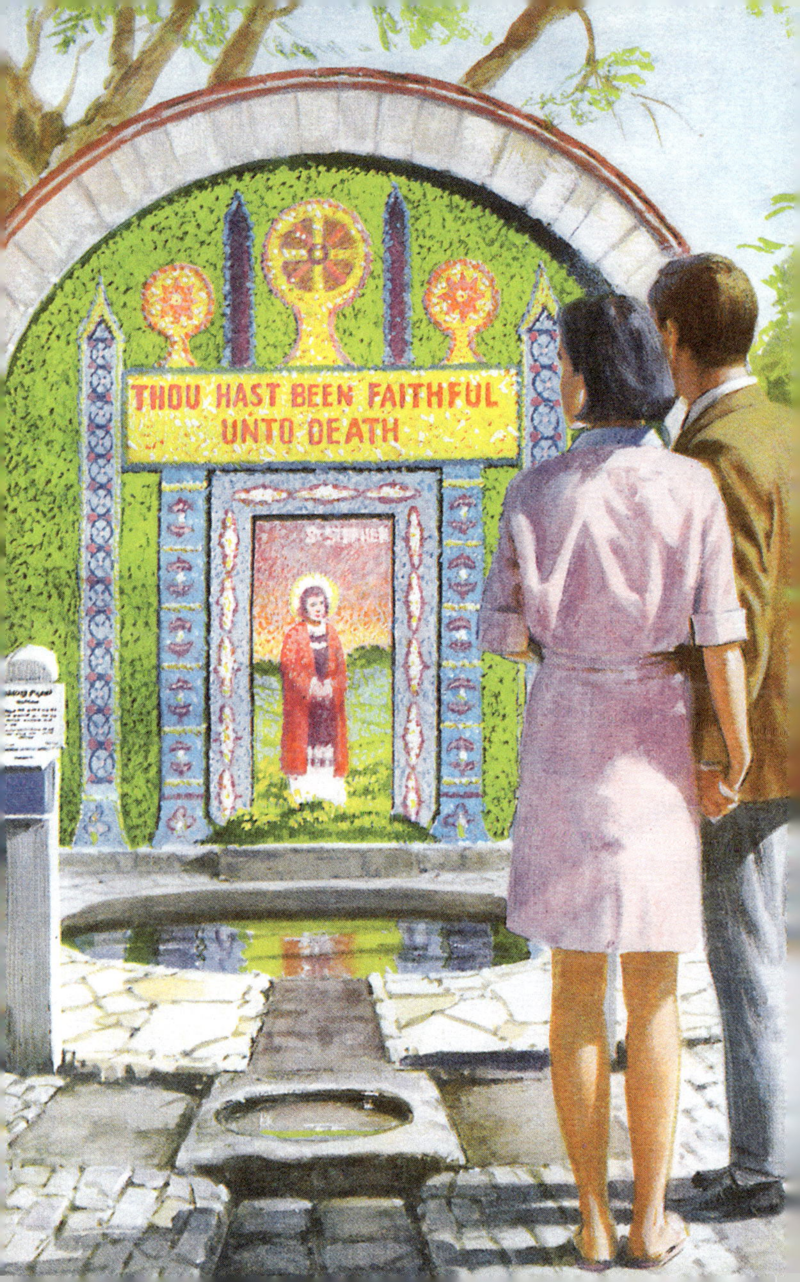
THOU HAST BEEN FAITHFUL
UNTO DEATH

Fritz und Gerda kaufen ein Glas Marmelade, das sie abends beim Kartenspielen vernaschen wollen.

»Meine Freundin zahlt«, sagt Fritz.

Gerda lächelt. Noch nie hat Fritz sie als seine Freundin bezeichnet. Auch der Verkäufer lächelt.

»Wenn Sie meine Freundin noch mal so ansehen, haue ich Ihnen eine rein«, sagt Fritz.

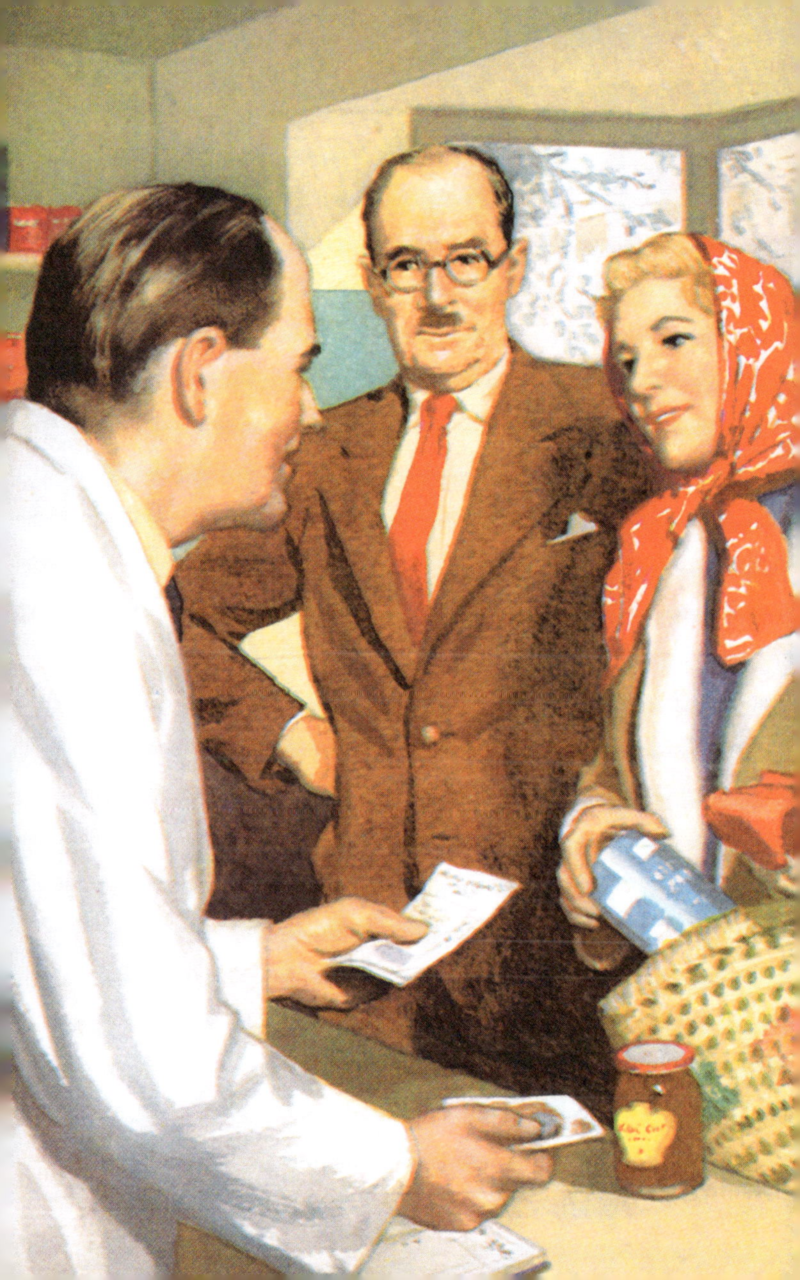

Clara ist mit Til zum fünften Mal verabredet. Aber Til erscheint nicht. Clara ist traurig.

Til schickt stattdessen eine SMS. Er beschwert sich, dass Clara ihm zu viel Druck macht, weil sie ihn »jedentag anruft«.

Schwein gehabt, denkt Clara. Wer will schon einen Mann, der »jeden Tag« zusammenschreibt?

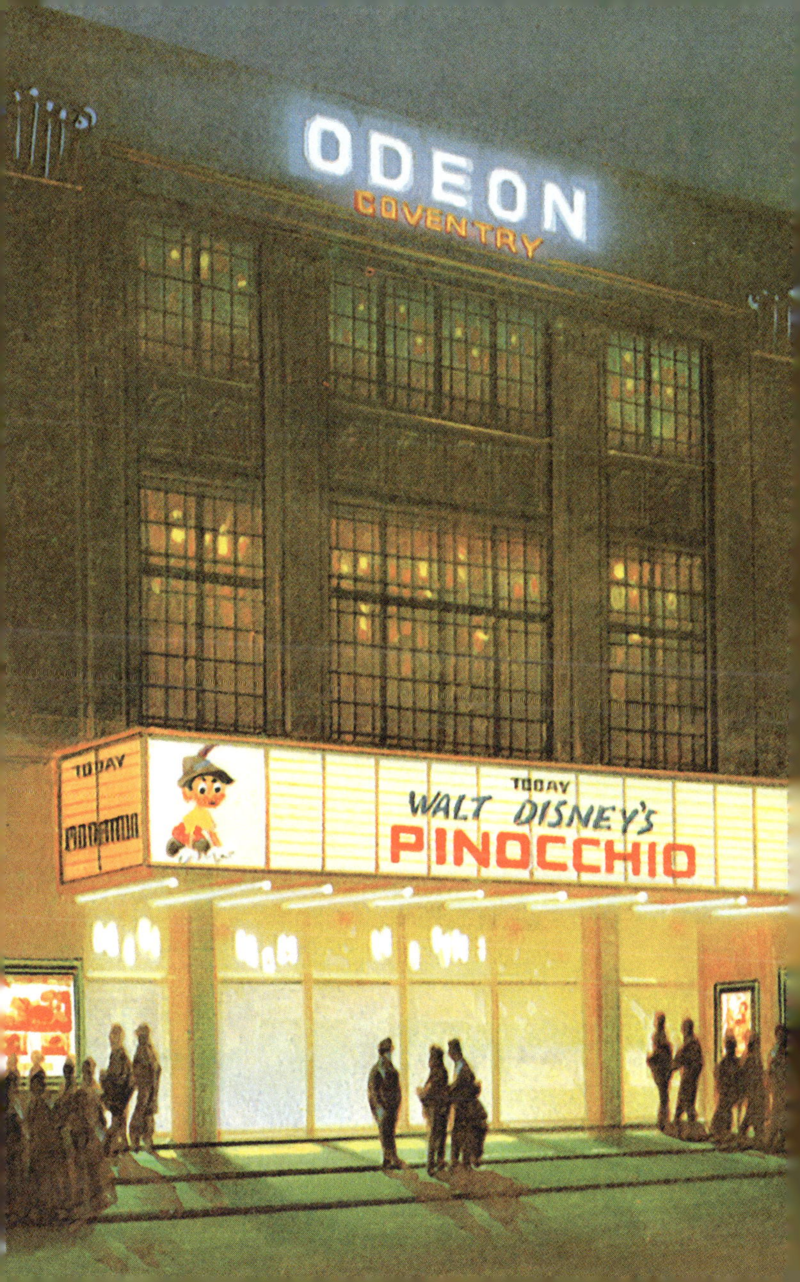
ODEON
COVENTRY
TODAY
TODAY
WALT DISNEY'S
PINOCCHIO

Udo ist seit drei Jahren geschieden. Sein Freund Per sagt, er muss endlich wieder unter Menschen.

Udo ist außer Übung, und die Location gefällt ihm nicht.

»Das ist doch ein Viehmarkt«, sagt er.

Per findet, Udo fehlt die Fantasie. Letzte Woche hat er hier den Auktionator abgeschleppt.

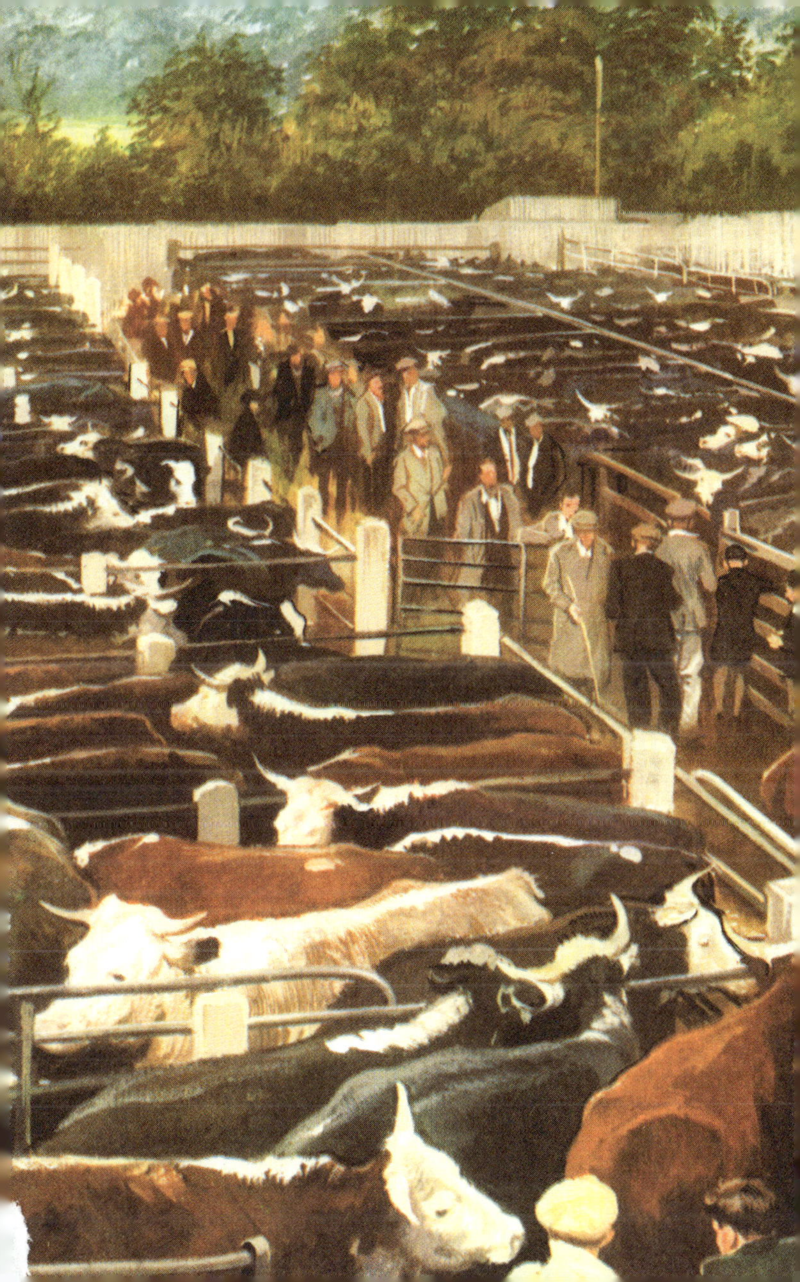

Das sind Markus und Ulla beim dritten Date.

Ulla weiß: Heute entscheidet sich, ob sie den Rest ihres Lebens mit Markus verbringt oder ihm den Laufpass gibt.

Das eine ist ihr so zuwider wie das andere.

Morgen wird sie ihren Tod inszenieren und sich dem Cirque du Soleil anschließen.

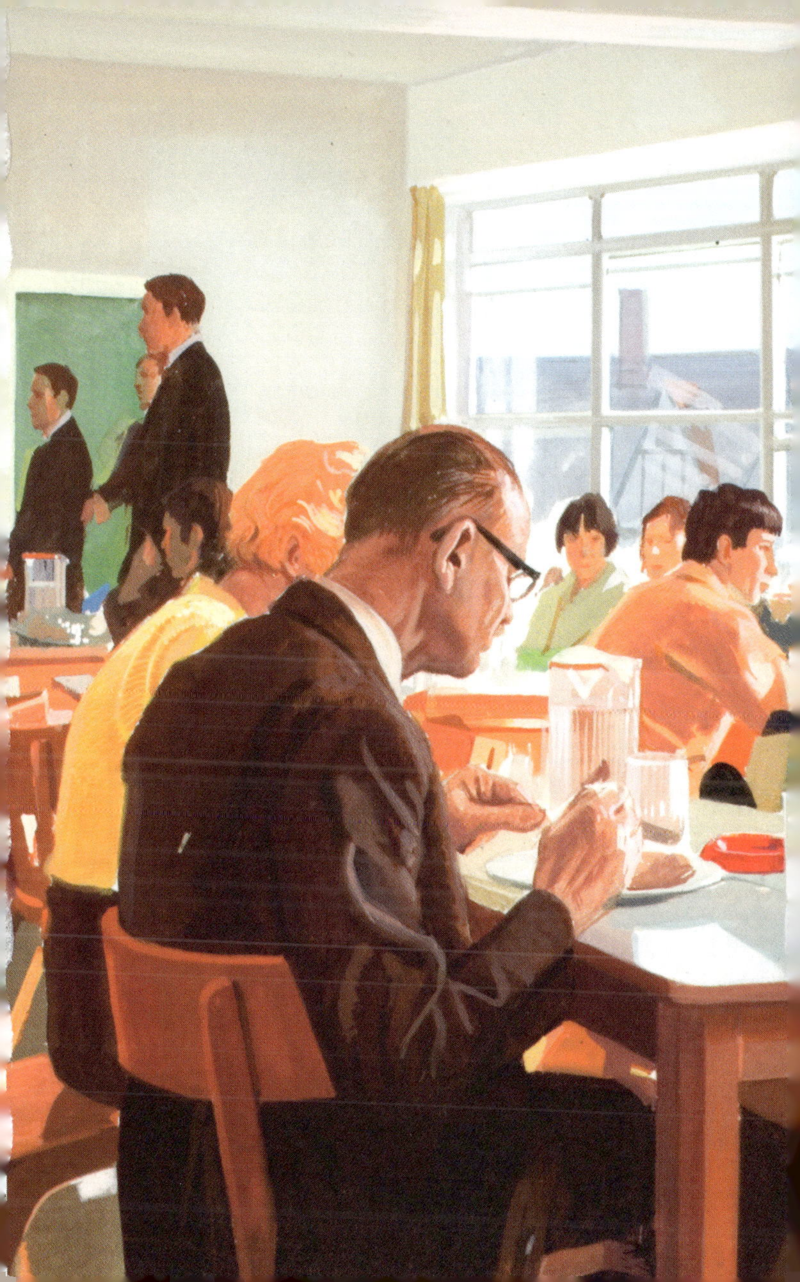

Judith will sich von Toni trennen. Da eine SMS zu unpersönlich ist, geht sie zur Post.

Die Schalterbeamtin prüft, ob Judiths Brief fest verschlossen ist. Wenn die Fäkalien herausquellen, kann die Post die Beförderung verweigern.

Judith schickt den Brief per Einschreiben. So ist sie sicher, dass Toni ihn bekommt und sie wieder frei ist.

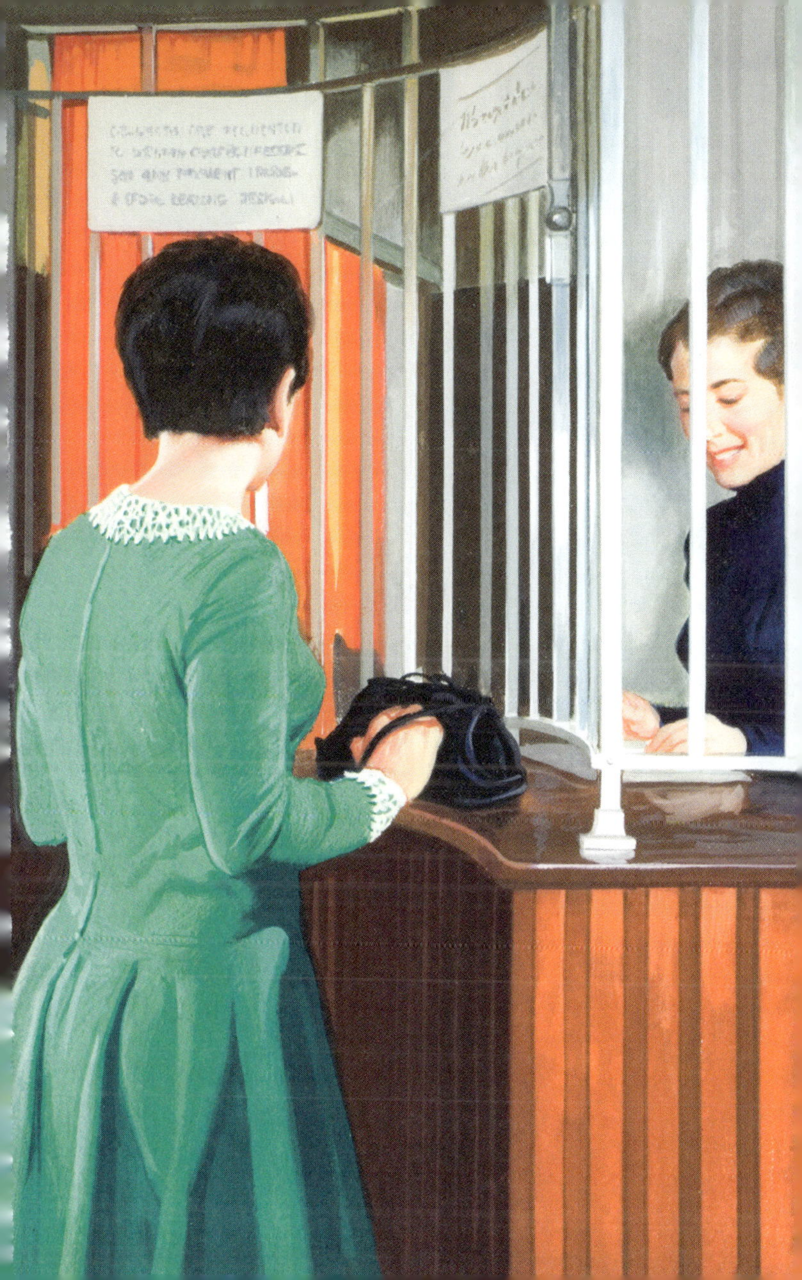

Andere Länder – andere Dating-Sitten.

Boleg hat vier Rübenfelder. Yolanda und Marika haben Interesse an Boleg.

Heute Abend werden die Frauen mit traditionellen Faustkeilen bis aufs Blut um ihn kämpfen.

Morgen früh wird die Siegerin Boleg heiraten, beschlafen und verspeisen.

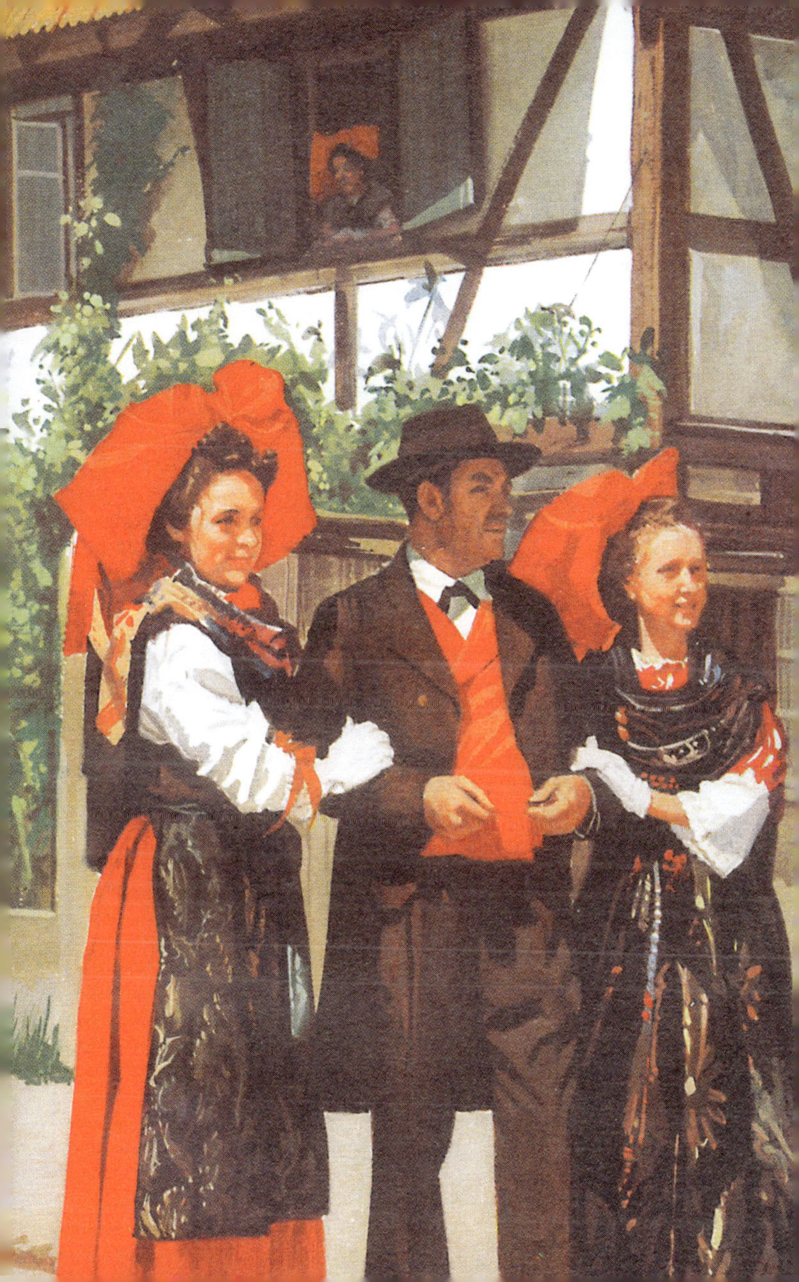

Wie alles andere verändert sich auch das Dating.

Malte lädt gerade das Profil seiner Systemadministratorin Mirjam in seine Cloud, um sich nach Feierabend beim E-Dinner mit ihr zu vergnügen.

Im Jahr 4.000.000.000 sind Beziehungen am Arbeitsplatz verboten. Dafür dürfen Mirjams und Maltes Avatare heiraten, sobald andere User ihnen fünf Sterne gegeben haben.

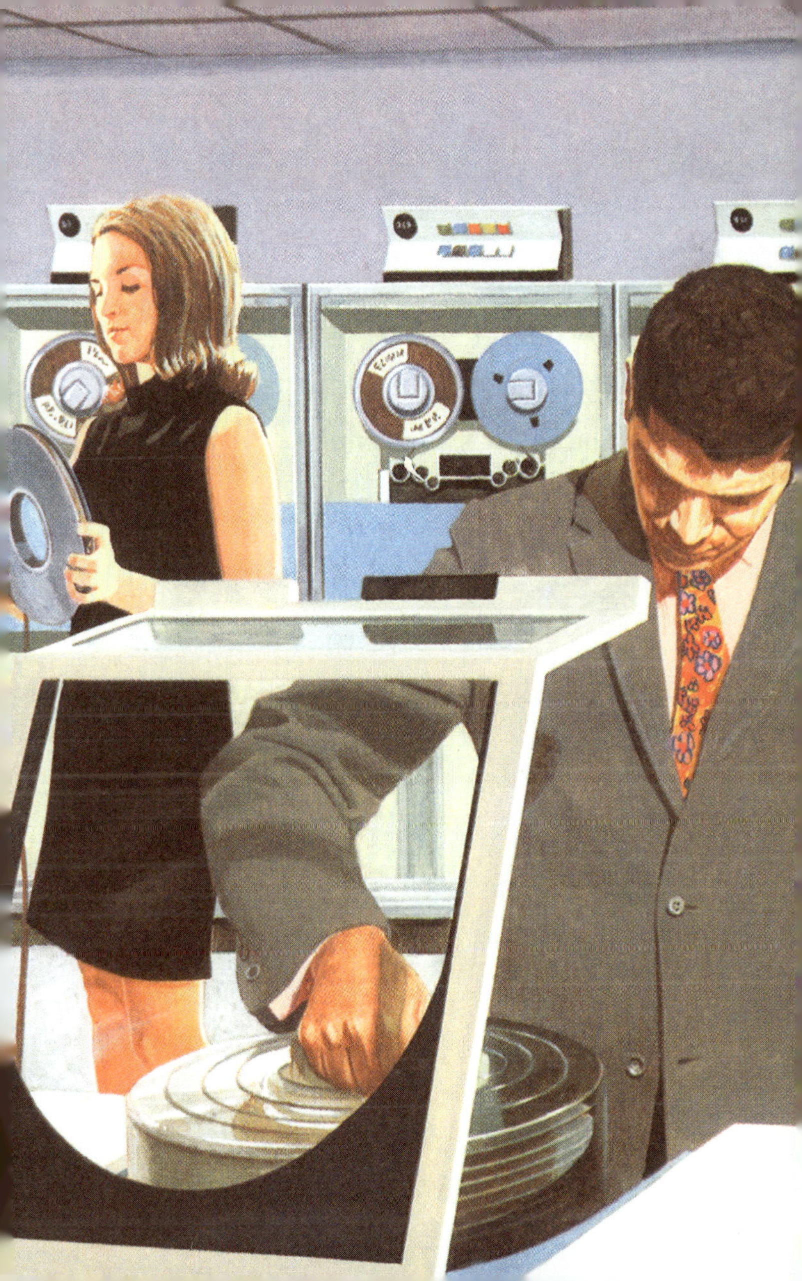

Heute heiraten Mirko und Babsi. Seit dem ersten Date hat sich ihre Persönlichkeit sehr verändert.

Sie haben gelernt, ihre Bedürfnisse zu unterdrücken und so zu tun, als seien sie auf derselben Wellenlänge. Wenigstens ein paar Jahre wollen sie es miteinander aushalten.

Alle freuen sich für sie.

Sie sind froh, dass alles vorbei ist.

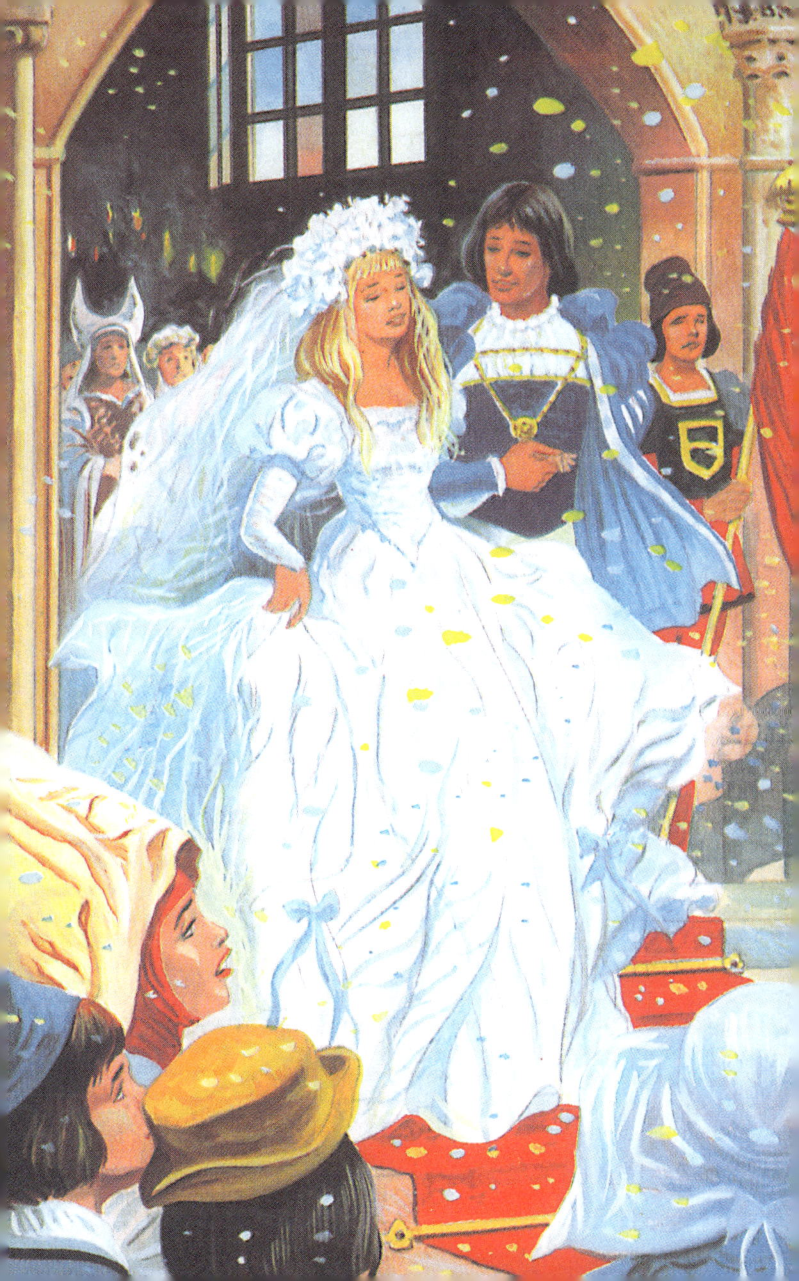

Titel der englischen Originalausgabe:
»The Ladybird Book of Dating«

Textredaktion: Doris Engelke, Frankfurt am Main
Umschlaggestaltung: ZERO Werbeagentur, München
Einband-/Umschlagmotiv: © Ladybird Books Ltd, 2015
Satz: Helmut Schaffer, Hofheim a. Ts.
Gesetzt aus der Myriad Pro
Druck und Einband: L.E.G.O. S.p.A

Printed in Italy
ISBN 978-3-431-03971-9

2 4 5 3 1

Sie finden uns im Internet unter: www.luebbe.de
Bitte beachten Sie auch: www.lesejury.de